AF383772

MODE D'ACTION

Du Massage

DANS QUELQUES AFFECTIONS

TELLES QUE

L'ENTORSE, LA CONSTIPATION, LES AFFECTIONS UTÉRINES
MALADIES DU FOIE, DIABÈTE. COLIQUES HÉPATIQUES
COLIQUES NÉPHRÉTIQUES, DILATATION D'ESTOMAC, OBÉSITÉ

PAR

ARMAND VOIZEL

ATTACHÉ AUX HÔPITAUX DE PARIS

PARIS

—

1893

MODE D'ACTION

Du Massage

DANS QUELQUES AFFECTIONS

PAR

ARMAND VOIZEL

ATTACHÉ AUX HÔPITAUX DE PARIS

PARIS

—

1893

Mode d'action du Massage

GÉNÉRALITÉS

SUR L'ACTION PHYSIOLOGIQUE ET PHYSIQUE DU MASSAGE

Sous le nom de massage médical, on doit comprendre une série de manipulations excercées sur la surface du corps, dans le but de modifier certains états pathologiques et physiologiques.

Dans la pratique courante, on se sert de divers procédés qui sont généralement laissés au tact de l'opérateur, mais celui-ci doit toujours faire de son mieux, pour obtenir le résultat qu'indique le médecin dans sa prescription.

La pratique comprend : le massage proprement dit, le pétrissage, la malaxation, l'ap-

puyage, le tapotement, l'écrasement, la gymnastique articulaire, la friction énergique qu'on
pratique dans un sens quelconque, suivant les
cas, et enfin la douce friction qu'on nomme aussi
l'effleurage.

Ces divers procédés seraient trop longs à
décrire ici et n'offriraient aucun intérêt. Nous
nous proposons de montrer comment agit le
massage sur un sujet soumis à ce traitement,
et comment une cure peut en résulter.

Depuis fort longtemps, je fais du massage
ma profession, et je dois dire que le corps médical, toujours bienveillant, a accepté et apprécié mes services ; que mes rapports avec les
médecins sont toujours bienveillants et em-
preints d'une cordialité parfaite.

Ce sont des chefs de service qui donnent
plutôt des conseils que des ordres. Il est vrai
que je suis resté dans la sphère de mes attribu-
tions et que je n'empiète jamais sur leurs pré-
rogatives. Ces considérations pourront peut-
être paraître un peu personnelles, mais il était
nécessaire que je dise ici combien est apprécié

et recherché par le corps médical un masseur qui sait atteindre le but que le médecin se propose.

Sans entrer dans les petits moyens professionnels, il me suffira de signaler quelques grandes lignes qui expliqueront comment agit le massage, et comment s'opère une cure.

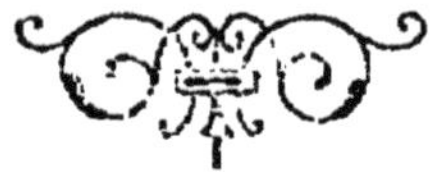

DU MASSAGE EN GÉNÉRAL

Au début de ma carrière déjà longue, les médecins qui voulaient bien m'honorer de leur confiance en m'adressant des malades, ne recouraient à mes aptitudes que pour des entorses, pour certaines paralysies atrophiques, ou pour quelques arthrites chroniques, car, le massage et ses bienfaits étaient encore inconnus de la plupart d'entre eux.

On me confiait quelques membres qui restaient récalcitrants à toute thérapeutique, mais on n'aurait pas songé à l'application du massage pour les maladies du tronc, et, moins encore, pour une maladie générale, car le mode d'action du massage n'était pas défini d'une façon assez scientifique.

Aujourd'hui nous n'en sommes plus là, le temps de l'empirisme est passé, surtout depuis que les médecins, avec leur méthode d'analyse, ont pu définir ce qui se passait dans les tissus sous l'influence du massage.

C'est ainsi qu'on a pu formuler de grandes

lois qui sont pour le masseur une règle absolue de conduite :

1º S'abstenir de masser dans toutes les affections inflammatoires aiguës ;

2º Tout massage qui fait mal est nuisible.

Ce sont là des règles de sagesse, mais il fallait les faire passer dans le domaine de la pratique alors que n'ayant pas d'école de massage en France, chacun pouvait du jour au lendemain se croire apte à faire du massage.

Mais il y a massage et massage.

Si l'on entend par massage ce qui se passe dans les hammams, et les établissements de bains, ce massage qui consiste à vous broyer les muscles, à vous pétrir les chairs jusqu'à vous faire crier grâce, ou à vous disloquer les membres jusqu'à produire des sub-luxatations, nous avouerons que tout gaillard solide, bien musclé est apte à faire du massage, mais c'est là du pugilat et non du massage. Autant vaudrait-il se livrer à une volée de bois vert et à se faire rouer par un portefaix.

Le massage médical est loin de prendre de telles allures : il se borne à être utile sans mesurer le service rendu à la quantité de sueur fournie par le masseur : il suffit d'appliquer ses forces avec méthode, de les diriger, de les utiliser vers le but que le médecin veut atteindre et, la plupart du temps, un masseur intelligent s'acquitte de sa mission sans avoir épuisé ses orces ni celles des malades.

C'est ici le cas de dire :

« Patience et prudence font plus que force ni que rage. »

En effet, que désire le médecin devant un cas pathologique ?

Ramener progressivement un organe malade à sa fonction naturelle.

Or, pour obtenir ce résultat, il doit régler sa conduite sur l'évolution lente ou rapide de la maladie.

Un exemple suffira : Toute luxation doit être réduite aussitôt qu'elle s'est produite, car tout retard amène des complications, et les désordres locaux ne se guérissent qu'en raison inverse du temps perdu.

Mais si la maladie s'est évoluée lentement, il faut aussi beaucoup de lenteur pour en triompher, il y a des désordres locaux qui se sont accumulés depuis l'origine de la maladie, il faut, pour ainsi dire, dérouler le peloton du fil pour en atteindre le premier bout.

Que se passe-t-il, en réalité, lorsqu'une maladie quelconque se déclare ?

Un organe se trouve-t-il atteint dans ses fonctions, il se congestionne aussitôt, il est alors le siége d'une inflammation, la chaleur et la douleur s'y développent, ses filets nerveux sont paralysés et les mutations cellulaires ne s'y font plus. C'est, dans ce cas, un organe perdu si des forces de voisinage ne viennent pas à son secours.

Dans la majorité des cas, une première atteinte du mal se passe par résolution : mais si l'organe a été *touché* une première fois, il est prudent qu'il ne soit plus le siége d'une nouvelle inflammation sans quoi il resterait sûrement au milieu de ses mailles un reliquat fibrineux tel qu'on le rencontre dans la pleurésie passant à l'état chronique.

Voilà donc un organe dont les fonctions sont gravement compromises, car, si d'une part il a été atteint de préférence à tout autre, c'est que la nature a choisi cette enclume pour y frapper ses coups, en y déposant ses scories : qu'il s'agisse de la plèvre, du foie, du rein, de l'abdomen, de l'utérus ou des articulations, peu importe : c'est une tête de turc choisie et la nature y persiste ; d'autre part, l'organe lésé perd une partie de ses fonctions, et l'harmonie générale s'en trouve d'autant plus troublée, car cette fonction particulière concourt à la bonne harmonie de l'ensemble.

Il faut donc de toute nécessité rétablir les fonctions de l'organe par une intervention active. C'est dans la plupart des cas, une affaire qui est du ressort de la médecine.

Mais pour qu'une médication soit profitable, il faut que le système nerveux de l'organe lésé soit encore influençable puisque toutes les mutations cellulaires ne se font qu'avec son concours, les vaisseaux restent passifs ou ne fonctionnent pas si le système nerveux ne les actionne pas.

Un organe étant malade, il semble qu'on n'a que le choix entre la médecine et la chirurgie :

S'il reste quelque filet nerveux capable de nutrifier ou de dénutrifier l'organe, c'est affaire de médecine.

S'il n'en reste plus, aucune porte n'est ouverte à l'influence de la médecine et la chirurgie semble devoir intervenir pour supprimer un organe devenu inutile et, partant, nuisible.

Heureusement qu'entre la médication et ce moyen radical il reste l'heureuse influence du massage, qui triomphe assez facilement de ces infiltrations fibrineuses qui forment de véritables gangues autour des filets nerveux en les étranglant : c'est alors que les mutations se rétablissent au grand profit de l'organe et la guérison peut s'opérer sans qu'il soit besoin d'autre force que celle de la nature.

Nous pouvons donc résumer l'action du massage en deux termes :

Action mécanique d'abord ;

Action physiologiste ensuite.

Action mécanique. — Le pétrissage, la percussion, la malaxation, les simples pressions et les frictions, sont autant de moyens physiques qui expriment le sang et la lymphe séjournant dans les tissus engorgés comme on pourrait le faire avec une éponge. Aussitôt il se produit un mouvement dans les humeurs : mutation de lieu, circulation de tout ce qui était stagnant, activité où il n'y avait qu'arrêt, entrainement de matières échauffées ou putrides, fragmentation des exudats qui bientôt se liquéfient et tendent à se résorber.

En outre, tous ces moyens physiques amènent un tiraillement des tissus conjonctifs de voisinage, donnant de la laxité aux mailles infiltrées et le réseau capillaire de voisinage apporte ainsi un contingent de réparation par influence de bon voisinage.

Action physiologique. — L'application du massage réveille la sensibilité locale émoussée, stimule la tonicité des muscles engourdis et produit une excitation du système nerveux :

sous l'influence de ce dynamisme nouveau, les muscles se réveillent, les résorptions s'effectuent, les nerfs se libèrent de leur gangue et la circulation compromise se rétablit progressivement; les stases sanguines cessent et la lymphe chemine à travers ses réseaux; en un mot, tout rentre dans l'ordre physiologique par zone et par couche jusqu'au noyau central.

Maintenant que nous connaissons l'action générale du massage nous allons passer rapidement en revue son action locale sur certains organes en particulier.

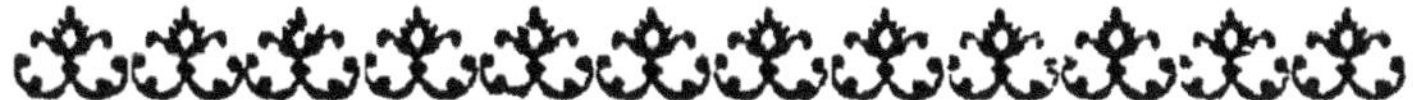

DU MASSAGE

ÉTANT donné un épanchement dans une région quelconque du corps ou localisé dans une articulation, le masseur n'a pas à s'inquiéter si l'épanchement provient d'une cause externe ou d'une cause générale : ceci est une question d'étiologie qui regarde le médecin. Le masseur n'a qu'à faire disparaître l'épanchement par des procédés classiques, qui sont du ressort de la pratique courante, et qui s'apprennent comme toutes choses, en pratiquant beaucoup. Mais la loi qui préside à ces dégorgements est celle-ci : faire de telle sorte que les pressions exercées se passent de la périphérie au centre, car c'est toujours dans le sens des veines et des vaisseaux lymphatiques que doivent se diriger les liquides épanchés pour qu'ils puissent être résorbés.

Ce qu'il faut retenir surtout, c'est que le

massage agit de deux façons bien distinctes :
l'une qui est toute physique, l'autre qui est
toute vitale, bien que ces modes d'action ne
soient pas séparables. Je m'explique :

Pousser un liquide vers ses voies d'évacuation ou de résorption, par une pression mécanique, c'est donner un coup de balai dans la
direction de l'égout collecteur : la main qui
opère semble n'avoir qu'un avantage sur les
moyens mécaniques étrangers à l'homme : c'est
d'être plus douce, d'une chaleur plus égale, de
s'adapter plus parfaitement à la forme du mem-
bre, et d'employer une force proportionnelle
au degré de résistance ; mais, somme toute,
c'est un moyen physique plus ou moins parfait.
Cette distribution graduelle et proportionnelle
des forces déployées par le masseur fait que,
malgré les pressions souvent énergiques, le
malade n'accuse aucune douleur : bien au contraire, dans une lésion primitivement douloureuse, le résultat final est non seulement la
disparition de la douleur, mais encore un état
du bien-être évident, ce qui fait dire souvent

au malade que la main de l'opérateur : est douce, légère, bonne, bienfaisante, etc. Il est certain que si des pressions énergiques ou désordonnées, non graduelles, sont déployées dès l'abord, la souffrance se réveille si elle n'existait pas, et redouble dans le cas contraire ; mais n'y a-t-il que le déploiement de force qui fasse disparaître la douleur et endorme en quelque sorte la sensibilité normale ou pathologique ? Ne faut-il pas admettre que l'acte mécanique développe un certain degré d'électricité, d'électro-magnétisme ou d'influence quelconque, qui amène l'engourdissement auquel je faisais allusion plus haut.

L'action calmante de l'effleurage en est une preuve.

Nous appellerons cette seconde influence l'acte vital.

C'est ainsi qu'après chaque séance de massage, on constate un mieux sensible avec une diminution très grande de l'épanchement. Aujourd'hui le masseur devient le véritable collaborateur du médecin dans de nombreuses affections, qui étaient pour ainsi dire du domaine exclusif des rebouteurs.

En appelant le masseur, le médecin s'est montré mieux inspiré qu'en déférant aux tribunaux les rebouteurs, qui sortaient souvent de là avec le beau rôle de victime de la jalousie médicale.

Vous voyez donc que malades et médecins y gagnent et se trouvent bien de cette intervention quasi officielle du masseur, dans une infinité de maladies, dont on ne s'occupait guère auparavant.

Qu'a-t-il fallu pour obtenir ce résultat ? Peu de chose : il a suffit que quelques praticiens sérieux se montrassent habiles dans leur art, qu'ils connussent assez bien leur anatomie, pour suivre certaines règles et qu'ils fissent de belles cures. Sans vouloir nous occuper de la question historique, nous dirons : que depuis fort longtemps le massage a été pratiqué chez nous par des médecins étrangers, suédois pour la plupart ; aujourd'hui le corps médical de Paris, bien inspiré, occupe des masseurs français (des

docteurs même) bien préparés au but qu'il se
propose d'atteindre dans différentes affections
où le massage est indiqué, telles que : les entorses, les arthrites, les paralysies, les suites de
fractures, les maladies par ralentissement de la
nutrition, etc. Je n'insiste pas sur ces différentes
affections qui sont de la .pratique courante.

DU MASSAGE

DANS LES AFFECTIONS PROFONDES

———

Non seulement le massage est appliqué dans les cas précités, mais encore il trouve son emploi dans les atonies profondes, en réveillant la vitalité, comme on réveille un dormeur en lui frappant sur l'épaule.

Les malaxations intestinales produisent de merveilleux effets dans les constipations d'origine parésique, car, non seulement l'action physique exercée sur le trajet du gros intestin fait cheminer les matières vers leur sortie naturelle, mais encore l'action vitale des mains rappelle l'énergie des ondulations péristaltiques, contrairement aux purgatifs, qui n'ont qu'une action temporaire ; le massage guérit la constipation pour longtemps.

Nous verrons bientôt ce qu'est habituellement la constipation.

DE L'ENTORSE

EPUIS longtemps déjà les médecins de grandes villes et des stations balnéaires retirent du massage des résultats qui tiennent vraiment du prodige. Pourtant quelques-uns d'entre eux semblent ne pas comprendre les avantages qu'on peut en retirer; cela est chose fâcheuse pour eux et plus fâcheuse pour les malades, lorsqu'ils ont sous la main des spécialistes qui peuvent si facilement en faire l'application.

Le massage est vieux comme le monde, il date de la première douleur ressentie par l'homme, car, c'est instinctif, on porte la main partout où la douleur s'accuse avec violence et aussitôt le calme apparaît.

Il faut ne s'être jamais écrasé un doigt pour ignorer qu'on place aussitôt celui-ci dans l'autre main pour calmer à l'instant la douleur : qu'il s'agisse de coups, de piqûres, de brûlures, le mal aigu disparaît comme par enchantement : c'est une sorte de transfusion nerveuse, saine,

qui vient au secours d'une perturbation mo-
mentanée, comme un doigt gelé serait réchauffé
par l'application d'une main chaude.

Mais le massage n'est pas seulement l'application de la main mise à plat sur le mal, c'est
encore un ensemble de mouvements combinés
de telle sorte que les réactions salutaires se produisent dans les tissus sous-jacents.

Citons des exemples pour nous bien faire
comprendre :

Vous recevez un coup violent sur le tibia, si
vous n'y portez pas la main et si vous ne vous
massez pas d'une certaine façon, il va en résulter
ceci :

Le choc a stupéfié le système nerveux dans
la zone du coup et les nerfs vaso-moteurs qui
président à la circulation veineuse se trouveront
paralysés, il s'en suivra un arrêt brusque du
sang dans les petits vaisseaux; de là, une sta-
gnation, puis un épanchement par rupture des
capillaires, puis une infiltration dans le tissu
aréolaire, un gonflement, etc., etc., toutes
choses que vous auriez évitées si, portant la

main sur le mal, vous étiez venu au secours du système nerveux en lui redonnant son activité fonctionnelle, puis en frictionnant de bas en haut pour aider à la circulation veineuse qui se fait toujours de la circonférence au centre.

De la sorte, plus d'arrêt de circulation, plus d'épanchement, plus d'infiltration, plus de gonflement et, partant de là, plus de douleurs.

Que le coup soit porté en tout autre point du corps, peu importe, le résultat est le même, la guérison est aussi rapide : qu'il s'agisse même d'une entorse sans déchirure des ligaments et vous obtiendrez le rétablissement intégral des fonctions aussitôt la cessation du trouble nerveux, car les épanchements disparaissent lorsque des doigts exercés font circuler les liquides épanchés vers leurs déversoirs naturels.

Le massage a été de tous temps pratiqué avec les plus heureux résultats dans les foulures et les entorses : et les guérisons sont toujours concluantes.

Prenons l'entorse pour exemple.

Avant toute chose on trempe le pied dans de

l'eau très chaude à 45 ou 50 degrés, après cinq minutes d'immersion on couche le patient, son pied plus élevé que le reste du corps : la déclivité étant chose utile pour refouler les liquides épanchés.

Puis l'opérateur s'enduit les pouces d'un corps gras (la vaseline de préférence), les pouces une fois graissés, il les place l'un à côté de l'autre, en appuyant d'abord légèrement, en vertu de ce principe que tout massage qui fait mal est toujours nuisible : il faut glisser ses pouces de bas en haut et de dedans en dehors : on renouvelle cette pratique souvent c'est-à-dire jusqu'à ce que le gonflement soit très atténué.

Lorsque la malléole s'est dégonflée et que la partie malade n'est plus douloureuse, on termine par un massage à pleine main faisant jouer l'articulation et remontant très haut les liquides d'infiltration. Ces pratiques doivent avoir une durée de quarante minutes.

On termine cette série d'opérations par un pétrissage de dix minutes, et après avoir bandé le pied (par prudence), on prescrit au malade de marcher.

Sachons surtout ceci :

C'est que la main n'est pas seulement un agent mécanique produisant à merveille la désobstruction, mais que c'est encore un agent dynamique puissant pouvant apporter la chaleur et la vie nerveuses où celles-ci font défaut.

Nous croyons même qu'au fond de la doctrine magnétique dont on parle beaucoup en ce moment sous le nom d'hypnotisme, il n'y a que cette puissance médicatrice de la main.

Nous dirons pour conclure, que l'influence favorable de la main est au système nerveux ce que la suggestion est à l'esprit, c'est-à-dire un pouvoir, une force, un levier puissant capable de faire en certaines circonstances des cures miraculeuses.

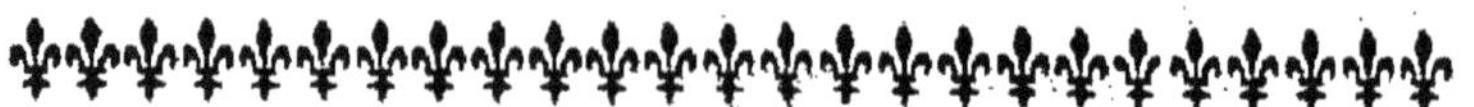

DE LA CONSTIPATION

LA constipation est le plus généralement une simple paresse du gros intestin : les matières cheminent lentement, trop lentement à travers les replis nombreux qui s'y trouvent.

Ces matières se dessèchent par une lenteur désespérante et n'arrivent à la porte de sortie que poussée par la plénitude de l'intestin. On ne va à la selle que par regorgement ; de là une gêne véritable, une pesanteur de tout l'abdomen, qui contient les matériaux de douze ou quinze repas, alors que physiologiquement il doit en contenir deux tout au plus.

Comment cette paresse se produit-elle ? Souvent par des écarts de régime, par l'absorption de matériaux incendiaires, par des boissons trop alcooliques, par de trop fortes doses de café dont le principe actif, la caféone, produit une véritable paralysie des fibres circulaires de l'intestin; les mouvements péristaltiques ne se font plus, ou se font mal.

Une autre cause de paresse se produit aussi par défaut d'habitude régulière : on ne sait pas assez le rôle que joue la régularité dans une fonction ; on sait cependant que l'estomac a ses exigences à ses heures et demande impérieusement à fonctionner; mais, dès qu'il s'agit d'évacuation, il semble que plus on retarde ce moment, plus on croit en avoir moins besoin.

C'est là un grand tort : cette corvée devrait faire partie du petit lever, au même titre que la toilette; il faut se débarrasser de ses impuretés d'où qu'elles viennent ; l'habitude activera la fonction.

Malheureusement la femme met une sorte de pudeur dès qu'il s'agit de s'exonérer de certains besoins ; elle choisit son moment, se cache pour ainsi dire de tous et d'elle-même; elle ne va aux petits endroits que talonnée par l'absolue nécessité, et encore !

Il s'ensuit que la femme congestionne tous

les organes du petit bassin, la fièvre locale s'en mêle, les matières durcissent et les fonctions intestinales se paralysent ; de là des constipations opiniâtres, qui ne cèdent qu'à force de lavements ou de purgatifs ; alors qu'on sait cependant que plus on se purge, plus on devient constipé ! C'est une règle invariable. Que faut-il pour rappeler les fonctions normales ?

La première chose à faire c'est de s'adresser à l'hygiène, cette grande guérisseuse ! Il faut modifier son genre d'alimentation, mouiller largement son vin, s'abstenir de café, prendre de l'exercice au grand air après chaque repas et fonctionner à heure fixe.

Si tous ces moyens hygiéniques ne suffisent pas pour triompher d'une constipation opiniâtre, le massage est *absolument indiqué*.

Comment agit le massage dans ce cas ? D'abord mécaniquement, en suivant le trajet du gros intestin : on applique la paume de la main gauche sur les dernières phalanges dorsales de la main droite, de façon à présenter une plus longue surface qu'avec une seule main ; l'opérateur pose ensuite ses mains ainsi disposées de façon que le talon de la main droite soit placé dans l'aine droite du patient, et que l'extrémité des doigts de la main gauche remonte jusqu'au flanc droit.

C'est alors que l'opérateur produit un mouvement vermiculaire allant du talon de la main droite jusqu'à l'extrémité de la main gauche, chassant ainsi dans le sens de l'intestin les matières qui y séjournent. Dès qu'on a suffisamment massé le côlon ascendant, on en fait autant pour le côlon transverse, et enfin on opère de même pour le côlon descendant et pour l'S iliaque, en ayant toujours soin de garder la première position des mains, de façon à développer la plus grande surface possible, et non pas ce plongement à pleines mains qu'on voit faire aux masseurs inexpérimentés, qui ont l'air de gâcher du plâtre dans une auge, sans s'inquiéter de la direction de l'intestin et des meurtrissures profondes qu'ils peuvent y produire.

Le massage n'agit pas seulement mécaniquement, il apporte aussi une action essentiellement vitale dans un intestin paresseux, car il faut tenir compte des influences fortifiantes que dégagent deux mains saines. Pour en donner la preuve il suffira de dire : Si vous avez froid aux pieds, cinq minutes de chaufferette suffisent pour y rappeler la chaleur; mais dix minutes après vous avez aussi froid qu'avant. Au contraire, faites-vous réchauffer les pieds par des mains bienveillantes, et vous aurez chaud pendant des heures. Il y a donc chaleur et chaleur.

D'aucuns prétendent que, dans le choléra, le massage rétablit la circulation périphérique, relève la température amoindrie, et peut même faire disparaître les douleurs abdominales, conduisant à la guérison, aidée, bien entendu, par une thérapeutique médicale active. Pour mon compte, je n'ai pas d'observations personnelles, mais la théorie, à laquelle je me rallie, m'autorise à penser que les choses doivent se passer ainsi.

En un mot, le massage est aujourd'hui d'un très grand secours dans les affections de l'abdomen.

Permettez-moi de citer ce que j'ai pu observer à la côte d'Afrique. Les indigènes exercent la pratique du massage sur les parturientes en travail. Il est curieux de voir que les manipulations, très méthodiques d'ailleurs, exercées par les matrones de l'endroit, ont pour effet de diminuer la douleur, d'abréger considérablement l'accouchement et de rétablir la position du fœtus.

AFFECTIONS DE L'UTÉRUS

Dans les affections de l'utérus, le massage agit d'une façon très efficace, surtout dans les rétroversions et les rétroflexions avec adhérences.

Nul autre moyen thérapeutique n'offre les mêmes ressources avec aussi peu de danger.

En effet, deux doigts étant introduits dans le vagin, on obtient par des efforts gradués de soulévement et de latéralité, combinés avec une malaxation faite de l'autre main sur le bas-ventre, une amélioration rapide de toutes les affections utérines et même de ses annexes : c'est ainsi qu'on voit disparaître des sensibilités ovariques, des salpingites, des métrites parenchymateuses et même des endométrites chroniques qui paraissaient inguérissables avec les moyens ordinaires.

Comment peut-on expliquer ces güérisons ?

Cela nous semble facile, si l'on veut bien considérer qu'une gymnastique rationnelle de ces organes, doit amener d'abord la rupture des tractus gélatino-fibreux, produisant des adhérences si préjudiciables à la mobilité normale de l'utérus dans le petit bassin ; et, lorsque la mobilité de l'utérus existe, on n'a plus à craindre ces stases sanguines produites par l'apport du sang artériel sans la compensation du fonctionnement des veines de retour, car celles-ci étant superficielles, se laissent aplatir ou couder, de sorte que la déplétion sanguine ne se fait plus ou se fait imparfaitement ; de là ces troubles si divers, qui compromettent à jamais la santé des pauvres femmes condamnées à la compression forcée et à l'étranglement des organes pelviens dans la bague osseuse et inextensible du petit bassin.

Ramener la mobilité d'un organe, c'est assurer sa circulation normale. C'est ainsi qu'on explique ces cures merveilleuses, qui se maniestent quelquefois du jour au lendemain par le retour d'une circulation interrompue par une compression ou par une flexion.

La poitrine elle-même est justiciable du massage, malgré l'obstacle des côtes : sous son influence, des dyspnées rebelles disparaissent, l'asthme se modifie et ses épanchements pleurétiques se résorbent.

Il n'est pas jusqu'aux organes des sens qui ne soient heureusement modifiés par un massage méthodique : des miracles se sont produits dans certaines affections visuelles, qui avaient pour cause des exsudats, ou un trouble dans la tension des milieux aqueux ou sanguins, là où les ponctions étaient habituellement la seule ressource, mais ressource toujours fort précaire et souvent dangereuse.

L'ouïe elle-même a été fort heureusement modifiée par des massages spéciaux, où l'action mécanique semble ne pas devoir être comptée pour beaucoup ; et enfin, certaines paralysies faciales ont disparu sous l'influence d'un massage méthodique.

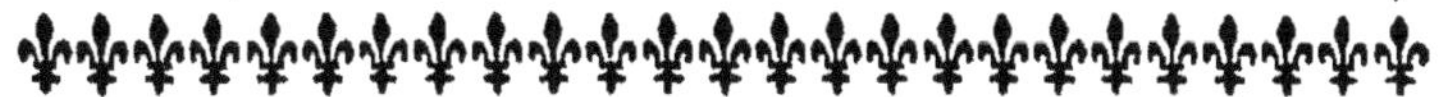

MALADIES DU FOIE

CLAUDE Bernard a formulé le premier cette loi naturelle :

Les glandes de l'économie ont toujours un développement proportionné à leur rôle.

Or, avant Claude Bernard, les fonctions du foie étaient assez mal connues : il fallait trouver à cette glande, pour la faire rentrer dans la loi ci-dessus, des fonctions en raison directe de son importance, car ce viscère pèse à lui seul plus que le cœur, les poumons et la rate.

Nous n'entrerons pas dans le détail des découvertes de l'illustre physiologiste du collège de France, il nous suffira de citer les principales fonctions du foie.

1º C'est un filtre merveilleux fonctionnant de bas en haut, contrairement à tous les filtres connus : le sang veineux arrive dans le foie par la veine cave inférieure ; celle-ci se divise à l'infini en rameaux très déliés, mais ouverts à leur extrémité, c'est ainsi que le sang est obligé de traverser une zone hépatique en cheminant à travers ses granulations pour se rendre aux capillaires des veines sus-hépatiques et ressortir par la partie supérieure du foie.

Pendant cette traversée, qui n'est à proprement parlé qu'un filtrage, le sang veineux se dépouille de toutes ses impuretés, les laissant dans l'épaisseur du foie ; celui-ci s'en débarrasse par la fonction qui suit.

2° Le foie est le transformateur des scories déposées par le sang dans son passage à travers son tissu ; le résultat final de cette transformation est la création de la bile. D'une chose inutile et même nuisible, il en fait un élément de saponification des corps gras et un antiseptique de premier ordre pour éviter la putridité des excréments.

3° Le foie est encore le garde-manger de l'économie : il reçoit dans ses mailles tous les sucs de la digestion déposés là par la veine porte, il en est le distributeur intègre dès qu'il fonctionne bien, et le gâcheur par excellence dès qu'il fonctionne mal : d'où la maladie qu'on nomme diabète.

4° Le foie est enfin le transformateur de la dextrine en glucose et de la glucose en sucre assimilable.

Il était nécessaire de rappeler ces fonctions générales du foie pour démontrer comment il peut devenir malade et comment le massage peut se comporter dans ses diverses maladies.

Nous ne décrirons pas non plus les différentes maladies du foie, ce n'est du reste pas notre rôle, mais il suffit de connaître ses fonctions pour comprendre quels sont les troubles qui peuvent l'atteindre : mauvaise filtration du sang, apportant de la congestion ; déchets du sang trop abondants pour être entièrement transformés en bile (nous parlerons de la bile au chapitre des *Coliques hépatiques*), engorgements de bile par lenteur de cheminement vers la vésicule biliaire produisant l'ictère ou jaunisse ; inaptitude à transformer la dextrine en glucose ; garde-manger trop plein de sucs inutiles à la digestion ; altération de la cellule hépatique transformant son tissu granuleux en tissu cireux, etc., etc.

Ces différentes maladies sont accessibles à la médecine par la lixivation des eaux alcalines qui dépouillent lentement ou neutralisent les produits morbides que le foie contient; mais si nous nous servons d'une figure, on saisira mieux l'influence du massage pour la rapidité de la guérison de toutes les maladies hépatiques.

Un linge étant sale il suffira de le laver pour le rendre propre :

Mais suffira-t-il de verser de l'eau dessus pour le nettoyer rapidement? Evidemment non! On en verserait longtemps, surtout si la tache est grasse, avant d'arriver à un résultat. Mais si on malaxe ce linge, si on le frotte, si on le presse de toutes les façons, la besogne sera vite faite.

C'est ce que nous faisons à Vichy à l'aide du massage, dans toutes les affections du foie, et, pendant que l'eau bienfaisante vient saponifier les impuretés du foie, nous l'exprimons de mille façons pour hâter la mise à la porte de tous les produits qui le souillent : le massage devient alors le complément indispensable de la cure hydrothermale.

Le foie, étant recouvert par les côtes, présente quelques difficultés pour le masser convenablement, en outre, c'est un organe sensible, facilement irritable, il faut donc beaucoup de tact et de prudence pour faire un massage utile sans être jamais nuisible.

Le patient sera couché sur le côté gauche et le masseur se servira de l'élasticité des fausses côtes qui recouvrent le foie pour les masser transversalement, en outre, par son bord libre il combinera ses mouvements avec de profondes inspirations qu'il fera faire au malade pour le masser dans sa hauteur ; il terminera sa séance par la percussion de sa partie moyenne et par des frictions faites dans le sens de la vésicule biliaire ; tout ces mouvements ne doivent pas provoquer de douleurs.

DIABÈTE

Nous avons affaire ici à une affection générale, ou du moins à une affection qui
retentit sur toute l'économie par la rapidité de la
déchéance vitale.

Depuis longtemps on sait que le diabète est
une névrose qui agit sur les vaso-moteurs et
sur la distribution rapide du sucre dans la veine
sus-hépatique ; le sang se trouvant surchargé
de sucre le laisse passer à travers les tubuli des
reins sans l'utiliser au profit des actes respira-
toires ; de là, cette fréquence d'accidents du
côté des voies pulmonaires conduisant à la
phtisie.

Dans le traitement du diabète, aussi bien au
point de vue médical qu'au point de vue du
massage, on doit distinguer deux sortes de
diabète : le diabète des obèses et le diabète des
gens maigres.

Dans l'obésité on peut vivre longtemps avec
le diabète, il semble même que la cause est

moins nerveuse, qu'elle ne siège pas, comme
dans le diabète maigre, à la base du cervelet,
mais bien dans un trouble de l'innervation appar-
tenant au grand sympathique et retentissant sur
le phénomène de chymification. Quoi qu'il en
soit, comme nous n'avons pas à nous occuper
ici de la physiologie, mais bien du traitement
au point de vue du massage seulement, nous
dirons que le massage diffère selon que nous
avons affaire aux gens obèses ou aux gens maigres.

Dans l'obésité nous nous bornerons à masser
l'estomac et les intestins de façon à donner un
coup de fouet aux échanges nutritifs, nous cher-
chons à tirer de leur torpeur les vaisseaux chyli-
fères et lymphatiques en rétablissant l'intégrité
des forces nerveuses qui président à la digestion
et aux exonérations intestinales ; en très peu
de temps, on voit diminuer le sucre, et les forces
augmenter.

L'imposition des mains sur l'estomac est tout
indiqué, jusqu'à provoquer une moiteur salutaire. Nous terminons par une malaxation

abdominale pour activer le départ des infiltrations graisseuses.

Dans la maigreur, nous demandons un décu-
bitus abdominal et nous percutons tout le trajet
de la colonne vertébrale de la nuque au sacrum,
et nous terminons par des frictions énergiques
de manière à provoquer de la rougeur de la
peau sur le trajet de la moelle épinière.

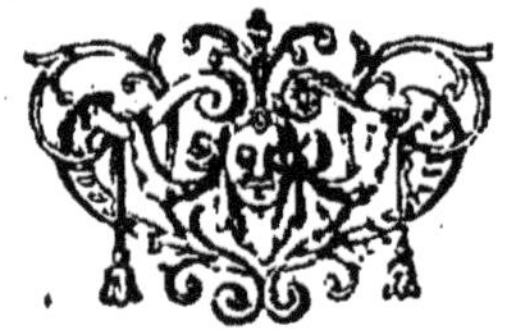

COLIQUES HÉPATIQUES

ous avons rarement l'occasion de faire du massage au moment de la crise hépatique, car celle-ci est très douloureuse et les malades supportent mal le massage qui exaspère la crise, mais qui la rend beaucoup moins longue. Nous aidons pour ainsi dire à la ponte des calculs, mais dans un cas aigu, c'est très doucement qu'il faut agir, par une sorte de massage palmaire et rotatoire dans toute la région du foie.

Nous procédons pour ainsi dire par des caresses de la partie douloureuse jusqu'à ce que la crise se calme ou que l'exacerbation soit provoquée, dans ce cas, notre rôle cesse pour faire place à la médecine calmante.

Mais si notre action est limitée dans la période aiguë, il n'en est pas de même dans la période chronique, c'est-à-dire dans l'intervalle des crises.

Nous faisons chaque jour un massage général pour modifier la nutrition, car il ne faut pas oublier, qu'il s'agisse de coliques hépatiques, de coliques néphrétiques, de goutte, de gravelle, c'est à la nutrition qu'il faut s'adresser.

De dix à trente-cinq ans on n'a jamais ces maladies, car l'activité digestive ainsi que la désassimilation se font parfaitement sans laisser de reliquat dans l'économie : ce n'est que lorsque la paresse organique s'établit, que les scories alimentaires viennent se fixer dans un point quelconque, toujours le même pour un même sujet.

Après le massage général, nous malaxons et nous percutons la région hépatique pour faire glisser les résidus de façon à ce qu'ils ne s'accumulent pas.

De la sorte, nous évitons les crises, ou si nous ne pouvons pas les éviter complètement, nous en reculons tellement le terme que la maladie devient supportable.

COLIQUES NÉPHRÉTIQUES

CE que nous venons de dire pour les coliques hépatiques est encore vrai pour les coliques néphrétiques : seul le siège est changé, mais les scories sont les mêmes.

La crise ici est encore plus douloureuse que dans les coliques hépatiques ; mais cela tient à ce que les uretères sont plus longs et plus étroits que ne l'est le canal cystique.

Nous avons peu d'action pendant les crises, mais en revanche nous avons une réelle utilité dans les intervalles, au point que quelques-uns de mes clients n'ont pas eu de crises depuis trois ans, alors que je les masse vingt jours seulement à chaque saison de Vichy.

Le massage doit aussi être général et se terminer par la percussion digitale.

DILATATION DE L'ESTOMAC

Il n'y a guère qu'une quinzaine d'années qu'on parle de cette maladie alors qu'elle est assez fréquente aujourd'hui, mais cela tient à ce qu'elle n'était pas soupçonnée avant les admirables travaux du professeur Germain Sée.

L'étiologie des dilatations d'estomac est facile à suivre : on mange trop, l'estomac est dilaté et ne revient plus sur lui-même par défaut d'élasticité amené par l'âge ou par un surmenage trop fréquent de l'organe.

Les parois ayant été distendues outre mesure, les feuillets ne s'appliquent plus intimement en contact et laissent une vacuité morbide préjudiciable à la santé, car ce sont toujours des gaz putrides qui occupent le vide : de là des borborygmes, des éructations pénibles

Ce n'est rien encore lorsqu'on peut rendre ces

gaz, mais le plus pénible c'est de ne pouvoir le faire.

L'estomac n'ayant plus d'élasticité, et ne pouvant chasser ses gaz, la contraction n'existe plus; de là, de l'angoisse et des douleurs pénibles qui portent à la tristesse et à tous les troubles nerveux qui sont le cortège habituel de cette maladie.

Nous rappelons de partout l'influx nerveux naturel pour le porter où est l'ennemi. Nous percutons par de petits coups secs les parois stomacales et bientôt ces parois se contractent et reprennent leur élasticité pour le plus grand bien des malades qui sentent que l'angoisse disparaît avec la facilité qu'ils ont de rendre par la bouche des gaz bruyants et bientôt inodores.

La médecine n'avait guère que la strychnine et l'électricité pour combattre ces désordres, mais ces agents restaient infidèles dès qu'ils avaient donné ce qu'ils pouvaient, c'est-à-dire le coup de fouet sans la vitalité. Aujourd'hui le massage apporte l'un et l'autre à la grande satisfaction de ceux qui souffrent.

Un maître a dit avec juste raison :

1° Dans un estomac dont les muscles sont affaiblis et qui demande presque le double du temps normal pour se débarrasser de son contenu, comme c'est le cas dans la dilatation, le massage anime les contractions de l'estomac et l'aide à se débarrasser plus rapidement de son contenu. En animant les contractions des muscles de l'estomac, le massage provoquera une fluxion de sang plus intense vers cet organe et facilitera la nutrition de ses tissus.

Le résultat sera le même que dans n'importe quel muscle appelé à un travail plus énergique, c'est-à-dire une augmentation de volume et de force de ce muscle. On comprend l'importance de cette action pour un estomac dilaté dont l'état morbide consiste dans la faiblesse de son tissu musculaire.

2° En provoquant les contractions de l'estomac et un afflux de sang plus considérable vers cet organe, le massage produira une sécrétion plus abondante de suc gastrique. Ce deuxième effet est d'une grande importance dans la dyspepsie chronique, due au catarrhe de la muqueuse stomacale.

3° En modifiant les phénomènes de la digestion, le massage fera disparaître les sensations pénibles pendant la digestion : douleur, brûlure, ballonnement.

4° Le massage de l'estomac produira une série de phénomènes utiles en agissant favorablement sur les nerfs dans les maladies nerveuses de cet organe.

DE L'OBÉSITÉ

L'OBÉSITÉ est encore un trouble de la nutrition, puisqu'on ne la rencontre guère avant quarante ans. Il faut donc combattre cette paresse générale du tube digestif par des mouvements péristaltiques, amenant l'évacuation des matériaux qui séjournent trop longtemps dans l'intestin; il faut en même temps éviter cette laxité du tissu alvéolaire qui laisse infiltrer ses mailles de tissus graisseux et lorsqu'on a rappelé les fonctions par le pétrissage des tissus, il est prudent de recourir aux conseils du médecin pour adopter un genre de vie et une hygiène sévère dans la façon de boire, de manger et, surtout, de prendre un exercice salutaire.

Le massage est très utile et de la plus grande valeur dans le traitement de l'obésité. Il réussit admirablement chez les dames, qui vers l'âge de trente-cinq ans par suite de manque d'exercice et pour d'autres causes qu'il est inutile de

préciser, commencent à prendre de l'embon-
point et à perdre la finesse de leur taille.
C'est une incommodité assez fréquente, et je
ne connais pas de traitement purement médical
qui puisse en avoir raison.

Le docteur Brunton dit : « Tout le monde sait
combien l'exercice actif augmente l'appétit. Les
échanges vitaux se font plus rapidement dans
les organes ; les déchets sont excrétés en plus
grande abondance ; et une alimentation plus
copieuse est nécessaire. Mais il y a des sujets
délicats et mous qui ne peuvent ou ne veulent pas
faire de l'exercice. Il en est d'autres qui, tout
en donnant de l'exercice aux muscles de la vie
de relation, ne peuvent pas mettre en mouvement les muscles involontaires des organes
internes. Le traitement par le massage est d'un
grand secours dans les deux cas. Il augmente
la nutrition des muscles volontaires et des
organes internes, et il amène souvent des guérisons de cas qui paraissent incurables.

Il est un stimulant puissant de l'énergie, et
remonte mieux que quoi que ce soit.

CONCLUSION

Comme nous le disions dans une première brochure ayant pour titre : « *Action physiologique et physique du massage* », il faut ranger le massage parmi les *adjuvants* les plus puissants de la thérapeutique moderne. C'est encore aujourd'hui et plus que jamais notre avis.

Le massage n'est pas seulement un moyen physique de déplacement des cellules, c'est encore et avant tout, un niveleur des puissances vitales naturelles quoi qu'en dise M. G. Norstrœm, qui n'admet pas l'intervention des forces rayonnantes de l'opérateur.

Les forces vitales ont aussi, comme les oiseaux frileux, leurs migrations, elles s'éloignent des points malades pour se précipiter vers des régions plus clémentes.

Il faut savoir les ramener au danger comme on y ramène des soldats débandés, quelquefois à coups de sabre quand des moyens plus doux sont insuffisants.

Le massage pratiqué par les mains est encore le plus puissant, car tous les appareils inventés pour suppléer aux mains sont toujours restés incomplets quand ils n'ont pas été des instruments de torture.

La main, échauffée par sa fonction, abandonne non seulement son calorique, mais encore son pouvoir rayonnant et dans le but que nous nous proposons, ce n'est souvent pas le moins efficace.

Le massage est un art et, comme tel, ne peut être acquis que par l'étude et une pratique prolongées.

Tout le monde peut frotter d'une façon mécanique : mais cela n'a aucune efficacité. Le masseur doit travailler du cerveau en même temps que des mains. Si le massage vaut la peine d'être fait, il faut qu'il le soit convenablement. La science ne peut jamais être acquise sans peine et sans travail.

Il est encore une question de grande importance, celle de la durée de la séance. Elle ne devrait pas dépasser dix à quinze minutes et quelques auteurs pensent même que quelques minutes suffisent. Il est difficile, tout d'abord, de faire comprendre aux yeux du monde, que si quinze minutes de massage leur font du bien, vingt minutes peuvent leur être nuisibles.

Tel est cependant quelquefois le cas. Une expérience de Reibmer servira à fixer ce fait dans l'esprit.

Il soumit un chien au massage pendant quelques minutes : il constata que le pouls était monté de 44 à 64 pulsations : il continua les manipulations durant trois quarts d'heure et, le pouls tomba à 36. La durée des séances doit être de quinze à vingt minutes.

Dans les cas de paralysie infantile et dans l'entorse des séances d'une demi-heure à trois quarts d'heure ne sont pas trop longues.

Ainsi donc, cet aperçu général sur les effets mécaniques et physiologiques du massage, que je pourrais remplir de nombreuses observations personnelles, démontre que je suis convaincu qu'il y a bien deux actions dans le massage, l'une absolument physique, l'autre absolument vitale : et que la force déployée n'est pas avant tout l'agent curatif principal, mais qu'on doit tenir grand compte de l'action dynamique du masseur, autrement dit de son action vitale.

Praticien convaincu, je tiens à dire au corps médical :

Que le massage est un agent curatif puissant : qu'il doit être pratiqué par un spécialiste adroit et bienveillant, toujours soumis aux conseils du médecin traitant, même lorsque le masseur est médecin lui-même, à plus forte raison lorsqu'il ne l'est pas.

TABLE

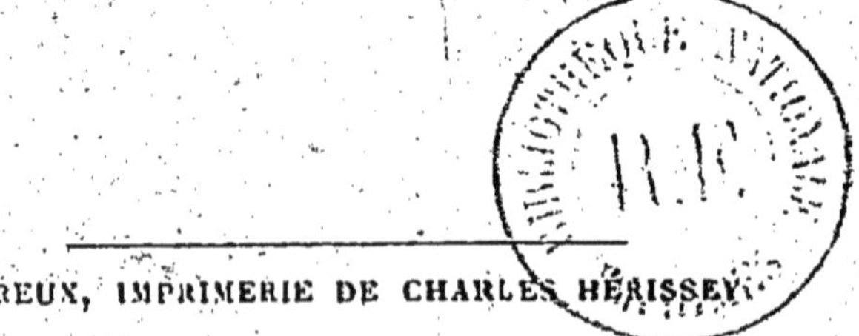

ÉVREUX, IMPRIMERIE DE CHARLES HÉRISSEY.

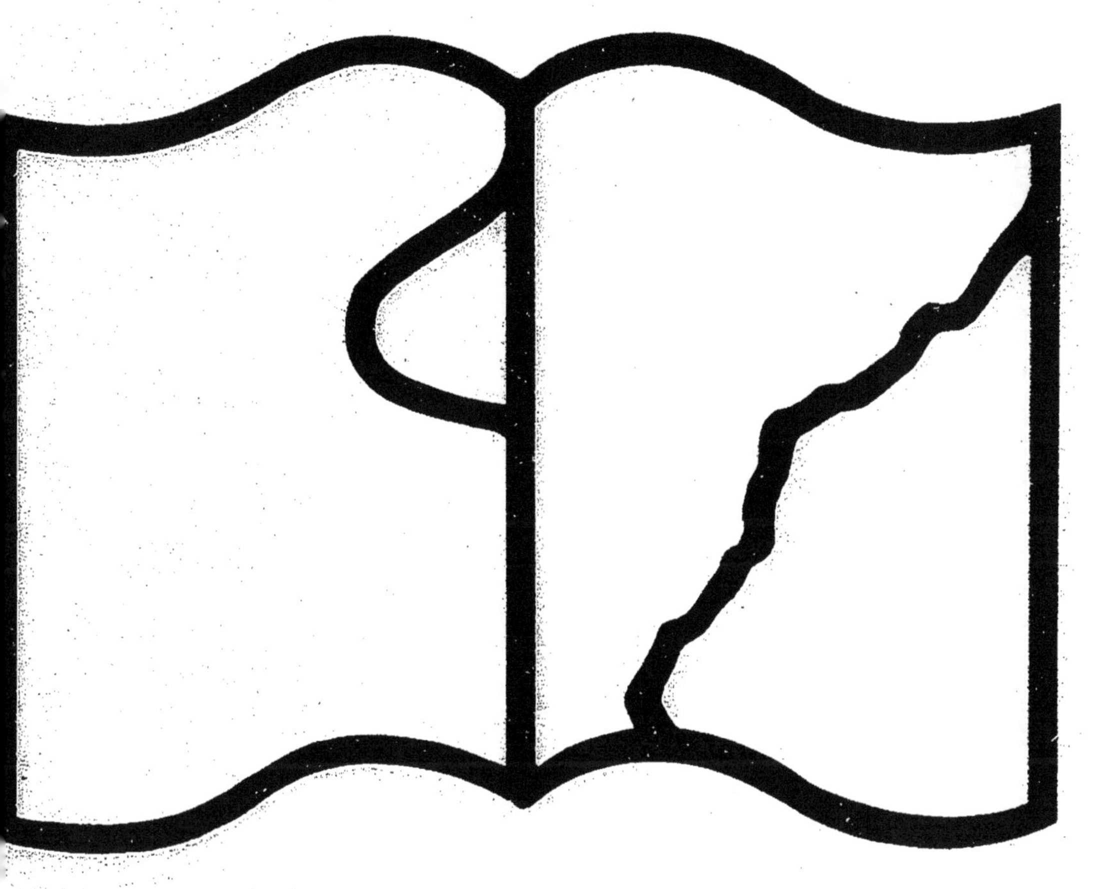

Texte détérioré — reliure défectueuse

NF Z 43-120-11

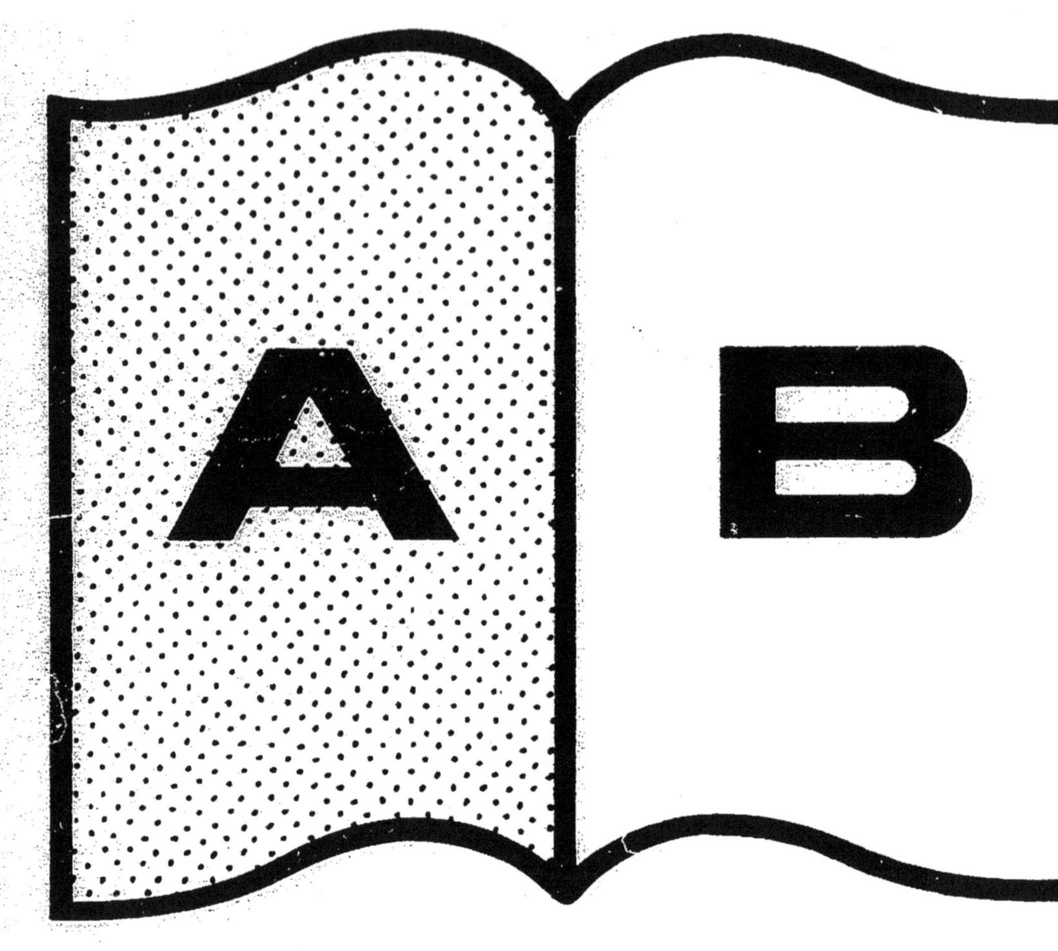

Contraste insuffisant

NF Z 43-120-14

www.ingramcontent.com/pod-product-compliance
Ingram Content Group UK Ltd.
Pitfield, Milton Keynes, MK11 3LW, UK
UKHW020951120726
13693UKWH00004B/1659

9 782016 200728